43 Recetas De Comidas Para Mejorar Su Visión:

Alimente A Su Cuerpo Comidas Ricas En Vitaminas Que Ayudarán A Fortalecer Su Visión Y Prevenir La Ceguera

Por

Joe Correa CSN

DERECHOS DE AUTOR

Esta publicación está diseñada para proveer información precisa y autoritaria respecto al tema en cuestión. Es vendido con el entendimiento de que ni el autor ni el editor están envueltos en brindar consejo médico. Si éste fuese necesario, consultar con un doctor. Este libro es considerado una guía y no debería ser utilizado en ninguna forma perjudicial para su salud. Consulte con un médico antes de iniciar este plan nutricional para asegurarse que sea correcto para usted.

RECONOCIMIENTOS

Este libro está dedicado a mis amigos y familiares que han tenido una leve o grave enfermedad, para que puedan encontrar una solución y hacer los cambios necesarios en su vida.

43 Recetas De Comidas Para Mejorar Su Visión:

Alimente A Su Cuerpo Comidas Ricas En Vitaminas Que Ayudarán A Fortalecer Su Visión Y Prevenir La Ceguera

Por

Joe Correa CSN

CONTENIDOS

ACERCA DEL AUTOR

Luego de años de investigación, honestamente creo en los efectos positivos que una nutrición apropiada puede tener en el cuerpo y la mente. Mi conocimiento y experiencia me han ayudado a vivir más saludablemente a lo largo de los años y los cuales he compartido con familia y amigos. Cuanto más sepa acerca de comer y beber saludable, más pronto querrá cambiar su vida y sus hábitos alimenticios.

La nutrición es una parte clave en el proceso de estar saludable y vivir más, así que empiece ahora. El primer paso es el más importante y el más significativo.

INTRODUCCIÓN

43 Recetas De Comidas Para Mejorar Su Visión: Alimente A Su Cuerpo Comidas Ricas En Vitaminas Que Ayudarán A Fortalecer Su Visión Y Prevenir La Ceguera

Por Joe Correa CSN

¿Alguna vez se encontró en un mercado o en la calle donde simplemente no puede leer la descripción del producto o un cartel? Tarde o temprano, esto nos pasa a todos. Perder la visión es un proceso normal del envejecimiento, y la mayoría de las personas no le prestan mucha atención. Solo unas generaciones atrás, el uso de anteojos estaba reservado solo para las personas mayores, pero los tiempos están cambiando. Más y más jóvenes están perdiendo la vista. Un estilo de vida moderno que requiere el uso de celulares y computadoras, combinado con una falta de ejercicio y nutrición apropiada, hacen difícil mantener a los ojos saludables. Esto no significa que debería aceptar ver borroso cada vez que quiere leer algo. Hacer más ejercicio y comer mejor pueden mejorar enormemente su vista y prevenir la pérdida futura de la misma. Este libro le ayudará a cuidar de la parte nutricional de la protección de sus ojos, ya que le dará algunas de las mejores recetas específicas para el cuidado de los ojos que pueda encontrar.

No podemos negar el hecho de que nuestro trabajo es principalmente frente a computadoras. Esto se mantiene cada día por al menos 8 horas, pero podemos hacer lo mejor para ayudar a nuestro cuerpo a curarse a través de la nutrición. La vista es un regalo maravilloso sin reemplazo conocido, la cual es la razón por la cual debería tomar este problema seriamente.

Lo primero que debería hacer por usted mismo es evitar el tiempo innecesario frente a la televisión, computadora y otros aparatos electrónicos. Éstos han sido probados en ser dañinos para los ojos y son la principal causa de la pérdida de visión. En vez de pasar la tarde mirando la televisión, considere dar un paseo caminando con su perro o salir a correr.

Algunos cambios simples en su dieta pueden tener cambios significativos en su salud. Hipócrates una vez dijo "deja que la comida sea la medicina y la medicina la comida". ¡Esto es tan cierto! Una dieta apropiada es definitivamente una forma más simple de prevenir los problemas de vista y muchas otras enfermedades y condiciones diferentes. Su influencia en la vista es generalmente descuidada sin justificación porque la mayoría de las personas culpan de este problema al tiempo excesivo con las computadoras o celulares. Esto es cierto, pero como todo lo demás, hay mucho que puede hacer desde adentro para ayudar a su cuerpo a curarse y fortalecerse en el exterior. Una falta de nutrientes en la niñez temprana ha sido demostrada en causar problemas de la vista en la adultez. Esto significa que hay mucho que usted puede hacer para ayudarse a usted y su familia para prevenir este problema desde temprano.

Este libro de cocina contiene recetas deliciosas preparadas con ingredientes escogidos precisamente, que ayudaran a mantener la salud de su vista. Los vegetales como las zanahorias, espinaca, col rizada, y otros vegetales de hoja verde son antioxidantes naturales que impulsarán la nutrición de su vista y salud en general.

Las legumbres, por otra parte, están repletas de zinc, mientras los frijoles son una fuente perfecta de bioflavonoides que previenen y reducen el riesgo de complicaciones de la vista.

Los ácidos grasos con Omega 3 pueden ser encontrados en pescados como el salmón, caballa y atún. El omega es una de las mejores medicinas que podría encontrar en la comida, pero cuando la combina con una gran cantidad de vitamina A en el salmón con zanahorias, puede crear una gran combinación de nutrientes para sus ojos.

Todos los vegetales, naranjas, rojos y amarillos son una gran fuente de carotenoides, que son uno de los más conocidos compuestos para la salud de la vista. Esta es exactamente la razón por la cual he recolectado muchas de estas recetas basadas en tomates, batatas, zanahorias y pimientos. Estas recetas son saludables y sabrosas, pero al mismo tiempo harán un gran trabajo para proteger sus dientes.

Realmente espero que encuentre este libro útil para toda su familia. La vista es un regalo preciado de la naturaleza, ¡así que no lo desaproveche!

43 RECETAS DE COMIDAS PARA MEJORAR SU VISIÓN: ALIMENTE A SU CUERPO COMIDAS RICAS EN VITAMINAS QUE AYUDARÁN A FORTALECER SU VISIÓN Y PREVENIR LA CEGUERA

1.   Salmón con Zanahorias

Ingredientes:

1 libra de filetes de salmón, sin piel ni hueso

4 zanahorias grandes, en rodajas

1 taza de espinaca, en trozos

2 cucharadas de jugo de limón

3 cucharadas de aceite de oliva

3 dientes de ajo, en trozos

½ cucharadita de sal

¼ cucharadita de pimienta negra molida

1 cucharada de vinagre balsámico

1 cucharada de romero fresco, picado

Preparación:

Precalentar el horno a 375°.

Combinar el vinagre, 2 cucharadas de aceite, jugo de limón, romero, sal y pimienta en un tazón grande. Añadir la carne y cubrir bien. Refrigerar pro 15 minutos.

Poner papel de cocina en una fuente de hornear grande. Esparcir las rodajas de zanahoria y ajo en el fondo, y cubrir con la carne. Llevar al horno por 15 minutos. Remover y servir con gajos de limón o romero a gusto.

Información nutricional por porción: Kcal: 280, Proteínas: 23.1g, Carbohidratos: 8.9g, Grasas: 17.7g

2.   Ensalada de Naranja

Ingredientes:

4 naranjas grandes, en trozos

2 tazas de Lechuga romana, en trozos

¼ taza de pasas de uva

2 manzana mediana, sin centro y en trozos

1 zanahoria mediana, en rodajas

1 taza de Yogurt griego

1 cucharada de jugo de limón

½ cucharadita de sal

¼ cucharadita de Pimienta cayena, molida

Preparación:

Combinar el yogurt, jugo de limón, sal y pimienta en un tazón. Revolver para combinar y dejar a un lado.

Combinar las naranjas, lechuga, manzana, zanahoria y pasas en un tazón de ensalada. Sacudir y rociar con la marinada. Revolver y refrigerar por 30 minutos. Rociar con menta fresca antes de servir.

Información nutricional por porción: Kcal: 147, Proteínas: 5.1g, Carbohidratos: 32.4g, Grasas: 1.0g

3. Pasta Verde

Ingredientes:

1 libra de brócoli, en trozos

1 libra de pasta, pre cocida

½ taza de jugo de limón, recién exprimido

2 cucharadas de albahaca fresca, picada

3 dientes de ajo, picados

½ taza de almendras, en trozos

Preparación:

Cocinar la pasta usando las instrucciones del paquete. Remover del fuego, colar y dejar a un lado.

Poner las cebollas y ajo en una sartén antiadherente grande a fuego medio/alto. Freír por 3 minutos y añadir el brócoli y 1 taza de agua. Cocinar por 10 minutos. Agregar la pasta, jugo de limón y albahaca. Rociar con sal y pimienta a gusto. Añadir 1 taza más de agua y reducir el fuego. Tapar y cocinar hasta que el líquido evapore. Remover del fuego y cubrir con almendras antes de servir.

Información nutricional por porción: Kcal: 356, Proteínas: 15.1g, Carbohidratos: 58.9g, Grasas: 7.4g

## 4.	Budín de Almendras Rápido

Ingredientes:

3/4 taza de almendras picadas

1/4 taza de coco rayado

3/4 taza de bayas de Goji

1 taza de leche de coco

½ taza de agua

1 cucharadita de extracto de vainilla

1 cucharadita de ralladura de naranja

1 cucharada de maicena

Preparación:

Combinar la maicena, extracto de vainilla, ralladura de naranja y leche de coco en una olla profunda. Cocinar por 10-15 minutos a fuego mínimo. Remover del fuego y dejar enfriar.

Mientras tanto, poner las almendras, coco rallado, bayas de Goji y agua en una procesadora por 2 minutos. Agregar la mezcla de maicena y mezclar por 1-2 minutos más.

Verter la mezcla en tazones. Dejar reposar en la nevera por algunas horas antes de servir.

Información nutricional por porción: Kcal: 360, Proteínas: 7.1g, Carbohidratos: 13.3g, Grasas: 33.2g

5.   Alitas de Pollo con Salsa de Cúrcuma

Ingredientes:

1 libra de alitas de pollo, sin piel

1 taza de leche de almendra

1 cucharada de aceite de coco

2 cucharadas de harina de almendra

1 cucharadita de cúrcuma, molida

¼ taza de aceite de oliva

½ cucharadita de romero seco, picado

¼ cucharadita de pimienta roja molida

1 cucharada de ajo, picado

Preparación:

Precalentar el horno a 300°.

Combinar el romero, pimienta roja, ajo y aceite de oliva en un tazón grande. Poner las alitas de pollo y cubrirlas con la marinada por 30 minutos.

Mientras tanto, derretir el aceite de coco en una sartén antiadherente grande. Remover del fuego y añadir la cúrcuma y leche de almendra. Retornar al fuego y cocinar por 7-10 minutos a temperatura media/alta.

Remover las alitas de pollo de la marinada y poner en una fuente de hornear. Cocinar en el horno por 20 minutos. Remover, verter la salsa encima, y hornear por 5 minutos más. Servir con vegetales a elección.

Información nutricional por porción: Kcal: 513, Proteínas: 34.8g, Carbohidratos: 8.0g, Grasas: 38.8g

6.   Ensalada de Frijoles Blancos

Ingredientes:

4 tazas de frijoles blancos, pre cocidos

5 cebollas medianas, en cubos

2 tazas de Lechuga romana, en trozos

2 tomates grandes, en cubos

2 cucharadas de vinagre balsámico

2 cucharadas de aceite de oliva extra virgen

2 zanahorias medianas, en trozos

¼ taza de cilantro, en trozos

2 cucharadas de jugo de limón

2 dientes de ajo, picados

1 cucharadita de comino, molido

1 cucharadita de sal marina

½ cucharadita de pimienta negra molida

¼ cucharadita de Pimienta cayena, molida

Preparación:

Combinar el jugo de limón, vinagre, aceite, cilantro, comino, ajo, sal, pimienta y pimienta cayena en un tazón. Revolver y dejar a un lado.

Poner los frijoles en una olla de agua hirviendo. Cocinar hasta que ablanden y remover del fuego. Colar y transferir a un tazón de ensalada. Añadir la lechuga, tomates y zanahorias. Rociar con marinada y sacudir para combinar. Refrigerar por 10 minutos antes de servir.

Información nutricional por porción: Kcal: 332, Proteínas: 20.1g, Carbohidratos: 57.2g, Grasas: 3.7g

7. Filete de Ternera con Salsa de Pimiento Rojo

Ingredientes:

1 libra de filete de ternera, sin hueso

3 pimientos rojos, en trozos

3 cucharadas de aceite de oliva

4 dientes de ajo, en trozos

1 cebolla pequeña, sin piel y en trozos

1 cucharadita de romero seco, picado

½ taza de agua

Spray de cocina

Preparación:

Precalentar el horno a 350°.

Cubrir una fuente de hornear con spray de cocina. Poner la carne en ella y cocinar por 60 minutos. Remover del horno.

Precalentar el aceite en una sartén antiadherente grande a fuego medio/alto. Añadir el ajo y cebolla, y freír por 5 minutos.

Agregar los pimientos, romero y ½ taza de agua. Hervir y reducir el fuego al mínimo. Cocinar por 10-15 minutos. Transferir a un plato.

Verter la salsa de pimienta sobre los trozos de carne y servir.

Información nutricional por porción: Kcal: 264, Proteínas: 24.9g, Carbohidratos: 7.7g, Grasas: 14.9g

8.   Tajín de Batata

Ingredientes:

4 tomates pequeños, en trozos

1 cebolla mediana, en rodajas

1 calabacín mediano, en trozos

1 taza de damascos secos

2 cucharadas de aceite de oliva

½ cucharadita de sal marina

2 zanahorias pequeñas, en rodajas longitudinales

2 dientes de ajo, picados

2 cucharadas de jengibre, molido

1 cucharadita de comino, molido

1 cucharadita de canela molida

¼ cucharadita de cúrcuma, molida

½ taza de agua

2 tazas de batatas, sin piel y en trozos pequeños

2 cucharadas de jugo de limón, recién exprimido

1 taza de zanahorias enlatadas, pre cocidas y en trozos

Preparación:

Precalentar el aceite de oliva en una cacerola grande a fuego medio/alto. Añadir las cebollas y sal. Freír por 5 minutos. Agregar las zanahorias y cocinar 5 minutos más.

Añadir las especias y subir el fuego. Revolver bien y agregar los tomates, calabacín y damascos. Verter el agua y hervir. Tapar y reducir el fuego al mínimo. Cocinar por 20 minutos.

Agregar las batatas y jugo de limón. Cocinar sin tapar hasta que las batatas estén listas y el agua se haya evaporado. Servir con zanahoria cocida.

Información nutricional por porción: Kcal: 138, Proteínas: 2.5g, Carbohidratos: 23.7g, Grasas: 4.6g

9.   Batido de Naranja y Zanahoria

Ingredientes:

2 naranjas grandes, sin piel y en trozos

2 zanahorias medianas, en rodajas

1 taza de Yogurt griego

2 cucharadas de miel

1 cucharada de semillas de linaza

1 cucharadita de menta seca, picada

Preparación:

Combinar las naranjas, zanahorias, yogurt, miel y semillas de linaza en una procesadora. Pulsar hasta que esté suave y transferir a vasos. Refrigerar por 30 minutos y cubrir con menta antes de servir.

Información nutricional por porción: Kcal: 155, Proteínas: 5.3g, Carbohidratos: 32.0g, Grasas: 1.6g

10.   Champiñones Horneados en Salsa de Tomate

Ingredientes:

1 taza de champiñones, en trozos

1 tomate grande, en cubos

3 cucharadas de aceite de oliva

2 dientes de ajo

1 cucharada de albahaca fresca, picada

½ cucharadita de sal

¼ cucharadita de pimienta negra molida

Preparación:

Precalentar el horno a 300°.

Lavar y pelar el tomate. Cortarlo en trozos pequeños. Cortar el ajo y mezclarlo con el tomate y albahaca fresca.

Precalentar el aceite de oliva en una sartén antiadherente a fuego medio/bajo. Añadir el tomate y ¼ taza de agua. Cocinar por 15 minutos, revolviendo constantemente. Remover del fuego.

Lavar y secar los champiñones. Ponerlos en una fuente de hornear pequeña y esparcir la salsa de tomate encima. Condimentar con sal y pimienta a gusto.

Hornear por 10-15 minutos. Remover del horno y servir.

Información nutricional por porción: Kcal: 205, Proteínas: 2.0g, Carbohidratos: 4.9g, Grasas: 21.3g

11. Tortilla de Queso y Vegetales

Ingredientes:

¼ taza de Queso cheddar, en trozos

1 taza de puerros, en trozos

2 tomates grandes, en trozos

1 taza de espinaca, en trozos

4 huevos grandes

1 palta pequeña, en rodajas

¼ taza de perejil fresco, en trozos

Spray de aceite vegetal

½ cucharadita de sal

¼ cucharadita de pimienta

Preparación:

Rociar aceite en una cacerola mediana y precalentar a fuego medio/alto. Añadir los puerros y cocinar por 4-5 minutos. Agregar los tomates y espinaca, y cocinar 4-5 minutos más, hasta que el líquido evapore y los vegetales ablanden.

Mientras tanto, batir los huevos y queso en un tazón mediano. Rociar con sal y verter esta mezcla en la sartén. Mezclar con los vegetales y freír por 3 minutos, revolviendo constantemente.

Remover de la sartén y servir con rodajas de palta. Rociar con perejil fresco encima.

Información nutricional por porción: Kcal: 237, Proteínas: 10.5g, Carbohidratos: 12.1g, Grasas: 17.6g

12. Rollos de Vainilla

Ingredientes:

1 taza de harina de almendra

2 cucharadas de harina de coco

1 cucharadita de bicarbonato de sodio

2 cucharadita de extracto de vainilla

2 cucharadas de aceite de coco

2 huevos de corral

¼ taza de ciruelas pasas, en trozos pequeños

¼ taza de almendras, molidas

1 cucharadita de canela molida

Preparación:

Precalentar el horno a 325°.

Mezclar la harina de almendra, harina de coco, bicarbonato de sodio y extracto de vainilla. Añadir los huevos y aceite de coco. Batir hasta que esté suave y dejar a un lado.

En otro tazón, combinar las ciruelas, almendras y canela. Revolver bien.

Transferir la masa a una fuente de hornear. Esparcir a un rectángulo largo y rociar con la mezcla de ciruela. Cortar 7 piezas iguales y dejar reposar en la nevera por 20 minutos.

Hornear los rollos por 10 minutos, hasta que dore.

Servir caliente.

Información nutricional por porción: Kcal: 160, Proteínas: 4.3g, Carbohidratos: 19.0g, Grasas: 7.5g

13. Trigo Sarraceno con Arándanos Agrios

Ingredientes:

1 taza de arándanos agrios frescos

1 tazas de granos de trigo sarraceno

1 manzana mediana, sin piel y en rodajas

1 taza de Yogurt griego

3 claras de huevo

½ taza de jarabe de arce

Preparación:

Precalentar el horno a 350°.

Esparcir los granos de trigo sarraceno en una fuente de hornear y tostar por 5-6 minutos.

Hervir los arándanos agrios a temperatura alta. Agregar los granos tostados, claras de huevo, rodajas de manzana, y revolver bien. Cocinar por otros 7 minutos, o hasta que los granos de trigo estén cocidos. Añadir el jarabe de arce, remover del fuego y dejar reposar por 10 minutos.

Cubrir con yogurt y servir.

Información nutricional por porción: Kcal: 375, Proteínas: 12.7g, Carbohidratos: 78.8g, Grasas: 2.3g

14.   Chuletas de Cordero con Frijoles Verdes

Ingredientes:

2 libras de chuletas de cordero

2 libras de frijoles verdes, pre cocidos

2 cucharadas de perejil fresco, picado

3 cucharadas de aceite de oliva

2 dientes de ajo, picados

2 cucharadas de romero, molido

½ cucharadita de pimienta roja molida

½ cucharadita de sal

¼ cucharadita de pimienta negra molida

Preparación:

Poner los frijoles en una sartén antiadherente grande y verter agua hasta cubrir. Rociar con sal y hervir. Tapar y reducir el fuego al mínimo. Cocinar hasta que ablanden, remover del fuego y colar bien. Transferir los frijoles a un tazón grande y agregar 1 cucharada de aceite de oliva. Sacudir bien y dejar a un lado.

Combinar el perejil, ajo, pimiento rojo, romero y 1 cucharada de aceite en un tazón de vidrio grande. Poner la carne dentro y cubrir bien.

Precalentar el aceite restante en una sartén antiadherente grande a fuego medio/alto. Cocinar por unos 5-6 minutos de cada lado. Remover del fuego y servir con los frijoles verdes.

Información nutricional por porción: Kcal: 298, Proteínas: 34.1g, Carbohidratos: 9.5g, Grasas: 13.9g

15.   Arroz Vegetariano

Ingredientes:

1 taza de cuscús, sin cocinar

2 zanahorias grandes, en rodajas

½ cucharadita de romero seco, picado

½ taza aceitunas verdes, sin carozo

1 cucharada de jugo de limón

1 cucharada de jugo de naranja

1 cucharada de ralladura de naranja

4 cucharadas de aceite de oliva

½ cucharadita de sal

Preparación:

Lavar y pelar las zanahorias. Cortar en rodajas finas. Precalentar 2 cucharadas de aceite de oliva en una sartén antiadherente grande a fuego medio/alto. Añadir las zanahorias y cocinar por 10-15 minutos, revolviendo constantemente.

Añadir el romero, aceitunas y jugo de naranja. Mezclar bien. Continuar cocinando 3 minutos más, revolviendo ocasionalmente.

Combinar el jugo de limón con 1 taza de agua. Añadir esta mezcla a la cacerola y mezclar con el aceite de oliva restante, ralladura de naranja y sal. Dejar hervir y agregar el cuscús. Remover del fuego y dejar reposar 15 minutos.

Verter estas dos mezclar en un tazón grande y mezclar bien con una cuchara. Servir.

Información nutricional por porción: Kcal: 443, Proteínas: 8.4g, Carbohidratos: 53.5g, Grasas: 22.6g

16.   Quiché de Espinaca y Brócoli

Ingredientes:

8 onzas de brócoli, en trozos

8 onzas de espinaca, en trozos

1 taza de queso cheddar, en trozos

¼ taza de crema pesada

1 taza de Queso mozzarella, rallado

6 huevos grandes

1 cucharadita de mostaza seca

1 cucharada de eneldo, picado

½ cucharadita de sal

¼ cucharadita de pimienta negra molida

Preparación:

Precalentar el horno a 350°.

Poner la espinaca y brócoli en una olla de agua hirviendo. Cocinar por 2 minutos y remover del fuego. Colar bien y dejar enfriar.

Batir los huevos, mostaza, eneldo, sal y pimienta en un tazón. Dejar a un lado.

Mientras tanto, tomar una fuente de hornear grande y esparcir queso en el fondo. Verter la mezcla de huevo encima. Llevar al horno por 25-30 minutos.

Información nutricional por porción: Kcal: 244, Proteínas: 17.8g, Carbohidratos: 6.4g, Grasas: 17.2g

17. Palta Grillada en Salsa de Curry

Ingredientes:

1 palta grande, sin carozo y en trozos

¼ taza de agua

1 cucharada de polvo de curry

2 cucharadas de aceite de oliva

1 cucharadita de salsa de tomate

1 cucharadita de perejil fresco, en trozos

¼ cucharadita de pimienta roja molida

¼ cucharadita de sal marina

Preparación:

Precalentar el aceite en una cacerola grande a fuego medio/alto.

En un tazón pequeño, combinar el polvo de curry, salsa de tomate, perejil, pimienta roja y sal marina. Agregar agua y cocinar por 5 minutos, revolviendo ocasionalmente. Añadir la palta, revolver bien y cocinar por 5 minutos más.

Apagar el fuego y tapar. Dejar reposar por 15-20 minutos antes de servir.

Información nutricional por porción: Kcal: 341, Proteínas: 2.5g, Carbohidratos: 11.8g, Grasas: 34.1g

18. Vegetales Fritos con Queso Cottage

Ingredientes:

½ taza de queso Cottage

1 cebolla pequeña, en trozos

1 zanahoria pequeña, en rodajas

1 tomate pequeño, en trozos

2 pimientos medianos, en trozos

½ cucharadita de sal

1 cucharada de aceite de oliva

Preparación:

Lavar y secar los vegetales usando papel de cocina. Cortar en rodajas finas o tiras.

Precalentar el aceite de oliva en una cacerola grande a fuego medio/alto. Añadir los vegetales y freír por 10 minutos, revolviendo constantemente. Agregar sal y mezclar. Una vez que los vegetales ablanden, añadir el queso cottage. Freír por 2-3 minutos más. Remover del fuego y servir.

Información nutricional por porción: Kcal: 121, Proteínas: 6.6g, Carbohidratos: 12.4g, Grasas: 5.7g

19. Puerros Cremosos

Ingredientes:

2 tazas de puerros, recortados

1 taza de queso crema

½ taza de queso Cottage

1 cucharada de aceite de oliva

½ cucharadita de sal

¼ cucharadita de pimienta negra molida

Algunas hojas de tomillo

Preparación:

Cortar los puerros en piezas pequeñas y lavarlos bajo agua fría un día antes de servir. Dejar en una bolsa plástica por la noche.

Precalentar el aceite en una sartén antiadherente grande a fuego medio/alto. Añadir el queso cottage y queso crema, y cocinar por 10 minutos. Agregar los puerros, mezclar bien, y reducir el fuego al mínimo. Cocinar 10 minutos más. Remover de la cacerola y dejar enfriar.

Decorar con hojas de tomillo, y condimentar con sal y pimienta a gusto.

Información nutricional por porción: Kcal: 380, Proteínas: 11.9g, Carbohidratos: 12.0g, Grasas: 32.5g

20.   Atún con Berenjenas Grilladas

Ingredientes:

1 libra de filetes de atún, sin piel ni hueso

1 berenjena grande, en trozos pequeños

2 cucharadas de vinagre balsámico

1 cucharada de jugo de limón

2 cucharadas de aceite de oliva

½ cucharadita de sal

¼ cucharadita de pimienta negra molida

2 cucharadas de salsa de tomate

1 cucharada de romero fresco, picado

Preparación:

Precalentar el grill a temperatura media/alta.

Poner el vinagre, salsa de tomate, jugo de limón, 1 cucharada de aceite, sal y pimienta en un tazón de vidrio mediano. Añadir la berenjena y cubrir bien. Refrigerar por 10 minutos.

Precalentar el aceite restante en una sartén antiadherente grande a fuego medio/alto. Añadir la carne y cocinar por 7-10 minutos, revolviendo ocasionalmente. Remover del fuego y añadir los trozos de berenjena al grill. Cepillar con la marinada constantemente. Cocinar hasta que ablanden y servir con la carne.

Información nutricional por porción: Kcal: 307, Proteínas: 31.4g, Carbohidratos: 7.9g, Grasas: 16.5g

21.   Estofado Jamaiquino

Ingredientes:

4 tazas de frijoles negros, pre cocidos

1 libra de tomates, en cubos

4 dientes de ajo, picados

1 pimiento mediano, en trozos

1 cebolla grande, en rodajas

1 cucharadita de polvo de curry

1 cucharadita de mezcla de sazón italiano

1 cucharadita de tomillo

1 cucharadita de sal

1/4 cucharadita de pimienta negra molida

1 pimiento jalapeño, molido

Preparación:

Poner los frijoles en una olla de agua hirviendo. Cocinar hasta que ablanden. Remover del fuego y dejar reposar en el agua por 15 minutos.

Mientras tanto, precalentar el aceite en una olla grande a fuego medio/alto. Añadir las cebollas, ajo y 2 cucharadas de agua. Saltear por algunos minutos. Agregar el pimiento jalapeño, pimiento, tomillo, curry, mezcla de sazón italiano, sal y pimienta. Cocinar por 5 minutos, revolviendo ocasionalmente.

Colar los frijoles y añadirlos a la olla. Verter la salsa de tomate encima y revolver. Reducir el fuego al mínimo y tapar. Cocinar por 40 minutos y remover del fuego. Servir.

Información nutricional por porción: Kcal: 189, Proteínas: 22.0g, Carbohidratos: 66.5g, Grasas: 1.6g

22. Sopa Crema de Calabacín

Ingredientes:

4 calabacines medianos, en trozos

3 tazas de caldo vegetal, sin sal

1 taza de leche descremada

1 cebolla mediana, picada

1 pimiento grande, en trozos

1 cucharadita de tomillo seco, molido

1 cucharada de aceite vegetal

1 cucharadita de nuez moscada

½ cucharadita de sal

¼ cucharadita de pimienta negra molida

1 cucharadita de ralladura de limón

Preparación:

Precalentar el aceite en una sartén antiadherente grande a fuego medio/alto. Añadir las cebollas y freír por 5-6 minutos. Agregar el pimiento, tomillo, nuez moscada, calabacín, sal y pimienta. Cocinar por 2 minutos más y añadir el caldo vegetal. Cocinar por 15 minutos, hasta que los vegetales ablanden.

Remover del fuego y dejar enfriar. Transferir a una procesadora y pulsar. Retornar a la olla y añadir leche. Reducir el fuego al mínimo, tapar y cocinar por 15-20 minutos.

Información nutricional por porción: Kcal: 69, Proteínas: 4.4g, Carbohidratos: 7.8g, Grasas: 2.6g

23.   Pasta con Camarones

Ingredientes:

1 libra de pasta, pre cocida

2 libra de camarones, sin piel ni vaina

2 pimientos grandes, en trozos

5 dientes de ajo, picados

4 cucharadas de aceite de oliva

¼ taza de perejil fresco, picado

5 cucharadas de jugo de limón

1 cucharadita de sal

½ cucharadita de pimienta negra molida

Preparación:

Cocinar la pasta usando las instrucciones del paquete. Remover del fuego y colar bien.

Precalentar el aceite en una sartén antiadherente grande a fuego medio/alto. Añadir los camarones y cocinar por 2 minutos. Agregar el jugo de limón, perejil y pimientos.

Sazonar con sal y pimienta a gusto. Cocinar por 10 minutos más. Remover del fuego y servir con la pasta. Rociar con orégano antes de servir.

Información nutricional por porción: Kcal: 374, Proteínas: 32.8g, Carbohidratos: 36.0g, Grasas: 10.4g

24. Pavo Asiático

Ingredientes:

1 libra de pechugas de pavo, sin piel ni hueso

1 cucharada de mostaza amarilla

1 diente de ajo, molido

2 cucharadas de jarabe de arce

1 cucharada de té verde

1 cucharadita de jengibre, molido

1 cucharada de aceite de canola

½ cucharadita de sal

¼ cucharadita de pimienta negra molida

Preparación:

Precalentar el horno a 350°.

Calentar el aceite de canola en una cacerola antiadherente grande a fuego medio/alto. Añadir el ajo, jengibre, jarabe de arce y té, y cocinar por 3 minutos, revolviendo ocasionalmente. Remover del fuego y transferir a un tazón grande. Agregar la carne y cubrir bien con la mezcla. Dejar reposar por 20 minutos.

Poner la carne con el líquido en una fuente de hornear grande. Llevar al horno por 30 minutos. Remover y retirar la piel. Servir con vegetales frescos.

Información nutricional por porción: Kcal: 361, Proteínas: 39.3g, Carbohidratos: 24.7g, Grasas: 11.2g

25. Ensalada de Palta y Lentejas

Ingredientes:

4 tazas de lentejas blancas, pre cocidas y coladas

1 palta, sin piel ni carozo, en trozos

1 taza de jugo de limón

1 cebolla morada mediana en cubos

2 dientes de ajo, picados

1 taza de cilantro fresco, picado

1 cucharadita de ají picante, molido

½ cucharadita de sal

1 cucharadita de ralladura de limón

Preparación:

Mezclar el jugo de limón, ají picante, sal y ralladura de limón en un tazón. Revolver y dejar a un lado.

Poner las lentejas en una olla con agua hirviendo. Cocinar hasta que ablanden y remover del fuego. Lavar bajo agua fría y transferir a un tazón de ensalada. Añadir la cebolla, ajo y cilantro. Rociar con marinada y sacudir para combinar. Cubrir con trozos de palta antes de servir.

Información nutricional por porción: Kcal: 540, Proteínas: 34.3g, Carbohidratos: 82.9g, Grasas: 8.3g

26.   Camarones y Vegetales Horneados

Ingredientes:

1 lata de tomates, en cubos

1 lata de garbanzos, colados

1 libra de camarones, sin piel ni vaina

1 cebolla mediana, en cubos

1 taza de arroz blanco, de grano largo

2 dientes de ajo, picados

1 calabacín pequeño, en trozos

3 tazas de caldo de pollo, sin sal

2 pimientos medianos, en trozos

2 cucharadas de aceite de oliva

¼ cucharadita de sal

¼ cucharadita de pimienta negra molida

Preparación:

Precalentar el aceite en una olla profunda a fuego medio/alto. Añadir la cebolla y ajo y freír por 2-3 minutos.

Agregar los ingredientes restantes, excepto los camarones. Revolver bien y hervir hasta que espese. Remover del fuego y transferir la mezcla a una fuente de hornear grande. Hornear por 20 minutos y cubrir con los camarones. Rociar con sal y pimienta a gusto. Hornear 5 minutos más y remover del horno. Dejar reposar antes de servir.

Información nutricional por porción: Kcal: 252, Proteínas: 18.0g, Carbohidratos: 32.0g, Grasas: 5.7g

27. Sopa de Naranja y Zanahoria

Ingredientes:

1 libra de zanahorias, ralladas

5 naranjas grandes, en trozos

1 taza de caldo de pollo

3 onzas de papas, sin piel y en trozos

2 cebollas pequeñas, en trozos

1 diente de ajo, molido

¼ taza de Yogurt griego

1 cucharadita de miel

1 cucharada de aceite de oliva

½ cucharadita de jengibre, molido

5 cucharadas de jugo de limón

½ cucharadita de sal

½ cucharadita de pimienta negra molida

Preparación:

Combinar el jugo de limón, menta, sal y pimienta en un tazón. Mezclar bien y dejar a un lado.

Precalentar el aceite en una sartén antiadherente grande a fuego medio/alto. Añadir las zanahorias, ajo y cebollas, y cocinar por 1-2 minutos. Agregar los ingredientes restantes excepto el yogurt, y hervir. Reducir el fuego el mínimo y tapar. Cocinar por 15 minutos y añadir la mezcla de limón. Cocinar otros 5 minutos y remover del fuego. Agregar el yogurt y trozos de naranja frescos antes de servir.

Información nutricional por porción: Kcal: 100, Proteínas: 2.9g, Carbohidratos: 19.3g, Grasas: 1.9g

28.   Batido de Girasol

Ingredientes:

1 banana grande, en trozos

1 pera mediana, sin centro y en trozos

1 taza de Yogurt griego

¼ cucharadita de comino

1 cucharada de miel

1 cucharada de semillas de girasol

Preparación:

Combinar la banana, pera, yogurt, comino y miel en una procesadora. Pulsar hasta que esté suave y transferir a vasos. Cubrir con semillas de girasol y refrigerar por 30 minutos antes de servir.

Información nutricional por porción: Kcal: 218, Proteínas: 11.5g, Carbohidratos: 39.2g, Grasas: 3.1g

29. Avena con Batatas

Ingredientes:

1 taza de copos de avena

1 taza de batatas, sin piel y en trozos

¼ taza de dátiles, sin carozo y en trozos

1 taza de leche de almendra

1 cucharadita de jengibre, molido

½ cucharadita de canela

1 cucharadita de miel líquida

¼ cucharadita de sal

Preparación:

Poner las batatas en una olla de agua hirviendo. Cocinar hasta que ablanden y remover del fuego. Colar y transferir a una procesadora. Pulsar hasta que esté suave y poner en un tazón grande.

Añadir la leche de almendra, copos de avena, jengibre, canela y miel. Rociar con una pizca de sal y mezclar bien para combinar.

Transferir la mezcla a una sartén mediana y cocinar por 10 minutos. Remover del fuego y agregar los dátiles.

Información nutricional por porción: Kcal: 597, Proteínas: 9.9g, Carbohidratos: 75.9g, Grasas: 31.6g

30. Ensalada de Canela y Frutilla

Ingredientes:

½ taza de frutillas, por la mitad

½ taza de arándanos

½ taza de uvas verdes

1 pera mediana, sin centro y en trozos

2 cucharadas de jugo de limón, recién exprimido

1 taza de queso crema

1 cucharadita de canela molida

¼ taza de almendras, en trozos

1 cucharada de semillas de chía

Preparación:

Combinar el jugo de limón, queso crema, canela y semillas de chía en un tazón. Dejar a un lado.

Combinar las frutas en un tazón de ensalada grande y sacudir. Rociar con el aderezo y revolver. Cubrir con almendras y refrigerar por 30 minutos antes de servir.

Información nutricional por porción: Kcal: 284, Proteínas: 6.2g, Carbohidratos: 14.7g, Grasas: 23.5g

31.   Albóndigas con Champiñones

Ingredientes:

1 libra de carne molida magra

2 tazas de caldo de pollo o carne

2 cebollas pequeñas, en trozos

2 huevos grandes

1 taza de leche descremada

1 taza de champiñones

¼ taza de pan rallado

1 cucharada de harina común

1 cucharadita de mezcla de sazón italiano

1 taza de crema agria

½ cucharadita de sal

¼ cucharadita de pimienta negra molida

Preparación:

Batir los huevos, pan rallado y leche en un tazón grande. Añadir la carne y combinar con las manos.

Precalentar una sartén antiadherente grande a fuego medio/alto. Formar las albóndigas y ponerlas en ella. Cocinar hasta que dore. Añadir los champiñones, cebollas y caldo de pollo. Reducir el fuego al mínimo y tapar. Cocinar por 25-30 minutos.

Mientras tanto, combinar la harina, crema agria, sal y pimienta en un tazón aparte. Revolver y verter la mezcla en la sartén. Cocinar hasta que espese. Remover del fuego y servir caliente.

Información nutricional por porción: Kcal: 226, Proteínas: 22.4g, Carbohidratos: 8.0g, Grasas: 11.2g

32. Salmón Grillado con Vegetales

Ingredientes:

2 libras de filetes de salmón, sin piel ni hueso

1 taza de vinagre de vino tinto

2 cucharadas de aceite de oliva

2 cucharadas de jarabe de arce

2 dientes de ajo, picados

1 taza de frijoles verdes, recortados y en trozos

1 taza de coliflor, en trozos

2 zanahorias pequeñas, en trozos

½ cucharadita de sal

¼ cucharadita de pimienta negra molida

Preparación:

Poner los frijoles verdes, coliflor y zanahorias en una olla de agua hirviendo. Cocinar por 10 minutos, o hasta que ablanden. Remover del fuego y dejar a un lado.

Precalentar el aceite en una sartén grande a fuego medio/alto. Añadir el vinagre, jarabe y ajo. Cocinar por 1 minuto y agregar la carne. Hervir y reducir el fuego. Tapar y cocinar por 5 minutos, revolviendo ocasionalmente.

Información nutricional por porción: Kcal: 284, Proteínas: 30.2g, Carbohidratos: 9.1g, Grasas: 14.1g

33.   Ensalada de Pavo y Zanahoria

Ingredientes:

1 libra de pechugas de pavo, sin piel ni hueso

5 onzas de Lechuga romana

3 zanahorias grandes, ralladas

¼ taza de Queso parmesano, rallado

5 cucharadas de aceite de oliva

1 cucharadita de Salsa Worcestershire

1 cucharada de vinagre balsámico

1 diente de ajo, molido

1 cucharada de jugo de limón

½ cucharadita de sal

½ cucharadita de pimienta negra molida

Preparación:

Combinar el aceite, salsa, vinagre, ajo, jugo de limón, sal y pimienta en un tazón pequeño. Mezclar bien. Poner la carne en la marinada y cubrir. Refrigerar por 1 hora.

Precalentar una sartén antiadherente grande a fuego medio/alto. Añadir la carne y cocinar por 5 minutos de cada lado. Agregar las zanahorias y cocinar por 2 minutos más. Remover del fuego y trozar en piezas pequeñas o tiras.

En un plato, hacer una capa con lechuga y cubrir con zanahorias y carne. Rociar con queso rallado y sal y pimienta a gusto.

Información nutricional por porción: Kcal: 340, Proteínas: 24.1g, Carbohidratos: 12.4g, Grasas: 22.2g

34.   Envueltos de Champiñones

Ingredientes:

1 libra de champiñones, picados

1 taza de cebollas de verdeo, picadas

1 taza de chalotes, picados

1 taza de maíz congelado, descongelado

2 cucharadas de cilantro, en trozos

½ cucharadita de pimienta roja molida

2 dientes de ajo, picados

1 cucharadita de jengibre, rallado

1 cucharadita de ralladura de lima

½ taza de jugo de lima

½ taza de queso crema

1 cucharadita de menta, picada

½ cucharadita de sal

4 hojas de lechuga

Preparación:

Mezclar el queso crema, jugo de lima, ralladura de lima, pimienta roja, ajo y jengibre en un tazón mediano, y dejar a un lado.

Precalentar una sartén antiadherente a fuego medio/alto. Añadir los champiñones, chalotes, cebolla de verdeo y 1 taza de agua. Agregar la mezcla de crema y cocinar por 5 minutos. Añadir el maíz, cilantro, y rociar con sal y pimienta a gusto. Cocinar por 2 minutos más y remover del fuego. Dejar enfriar.

Poner las hojas de lechuga en un plato y verter la mezcla encima. Enrollar y asegurar con un palillo de madera. Servir.

Información nutricional por porción: Kcal: 205, Proteínas: 8.8g, Carbohidratos: 22.5g, Grasas: 11.1g

35.   Espinaca Texana Picante

Ingredientes:

2 tazas de frijoles negros, pre cocidos

2 tazas de espinaca fresca, en trozos

1 tomate mediano en cubos

2 tazas de granos de maíz

2 cebollas pequeñas, en trozos

2 pimientos rojos, en trozos

2 dientes de ajo, picados

1 pimiento jalapeño pequeño, en trozos

Para el aderezo:

2 cucharadas de vinagre balsámico

2 cucharadas de aceite de oliva

½ cucharadita de pimienta roja molida

1 cucharadita de sal

¼ cucharadita de pimienta roja molida

1 cucharadita de comino, molido

Preparación:

Mezclar los ingredientes del aderezo y dejar a un lado.

Poner los frijoles en una olla de agua hirviendo y cocinar hasta que ablanden. Remover del fuego y colar bien. Transferir a un tazón grande. Agregar los ingredientes restantes excepto la espinaca, y sacudir.

Poner un puñado de espinaca en un plato. Cubrir con la mezcla y rociar con aderezo y sal a gusto. Servir.

Información nutricional por porción: Kcal: 181, Proteínas: 7.1g, Carbohidratos: 28.5g, Grasas: 6.2g

36.   Batido Dulce de Col Rizada

Ingredientes:

2 tazas de col rizada fresca, en trozos

1 banana grande, en trozos

1 taza de leche de almendra

1 manzana mediana, sin centro y en trozos

1 cucharada de miel

1 cucharada de nueces

Preparación:

Combinar todos los ingredientes excepto las nueces en una procesadora. Pulsar hasta que esté suave y transferir a vasos. Cubrir con almendras y refrigerar por 1 hora antes de servir.

Información nutricional por porción: Kcal: 322, Proteínas: 4.5g, Carbohidratos: 35.7g, Grasas: 20.9g

37. Pollo Cremoso

Ingredientes:

12 onzas de pechugas de pollo, sin piel ni hueso

1 cucharada de manteca, derretida

½ taza de queso cheddar, en trozos

½ taza de queso crema

2 cucharadas de perejil fresco, picado

1 cucharadita de Pimienta cayena, molida

1 cucharadita de sal

¼ cucharadita de pimienta negra molida

Preparación:

Derretir la manteca en una sartén antiadherente grande a fuego medio/alto. Agregar los trozos de pollo y cocinar por 10 minutos, hasta que doren.

Añadir el queso crema, perejil y pimienta cayena. Rociar con sal y pimienta, y cocinar por 2 minutos. Remover del fuego y dejar reposar.

Servir con arroz, pasta o vegetales frescos

Información nutricional por porción: Kcal: 463, Proteínas: 40.6g, Carbohidratos: 1.9g, Grasas: 32.1g

38.   Hinojo con Naranjas

Ingredientes:

2 tazas de hinojo, recortado y en trozos

5 naranjas grandes, en trozos

3 tazas de rúcula, recortada

2 tazas de frijoles blancos, pre cocidos

2 cucharadas de jugo de limón

2 cucharadas de vinagre balsámico

½ cucharadita de mezcla de sazón italiano

¼ cucharadita de pimentón dulce, molido

½ cucharadita de sal

¼ cucharadita pimienta negra molida

Preparación:

Mezclar el jugo de limón, vinagre, mezcla de sazón italiano, pimentón dulce, sal y pimienta en un tazón. Dejar reposar.

Poner los frijoles en una olla de agua hirviendo. Cocinar hasta que ablanden, colar y transferir a un tazón de ensalada. Añadir las naranjas, hinojo, rúcula, y sacudir para combinar.

Rociar con el aderezo y servir inmediatamente.

Información nutricional por porción: Kcal: 312, Proteínas: 17.9g, Carbohidratos: 61.7g, Grasas: 0.9g

39. Estofado de Calabaza con Semillas de Comino

Ingredientes:

1 libra de calabaza, sin piel y en trozos

1 cebolla mediana, picada

2 dientes de ajo, picados

2 zanahorias grandes, en rodajas

2 tallos de apio, en trozos

2 cucharadas de pasta de tomate

1 taza de cebolla de verdeo, en trozos

½ cucharadita de semillas de comino, tostadas

4 tazas de caldo vegetal

1 cucharada de aceite de oliva

½ cucharadita de sal

¼ cucharadita de pimienta negra molida

Preparación:

Precalentar el aceite en una olla profunda a fuego medio/alto. Añadir las cebollas, ajo y zanahoria, y cocinar por 3 minutos. Agregar 2-3 cucharadas de agua, semillas de comino, trozos de calabaza y pasta de tomate. Verter el caldo vegetal y revolver. Reducir el fuego al mínimo y tapar. Cocinar por 40 minutos, hasta que la calabaza ablande.

Añadir el apio y cocinar 5 minutos más. Remover del fuego y cubrir con cebolla de verdeo. Servir.

Información nutricional por porción: Kcal: 86, Proteínas: 3.8g, Carbohidratos: 10.3g, Grasas: 2.7g

40. Crujientes Horneados de Arce y Manzana

Ingredientes:

3 libras de manzanas verdes, sin centro y en rodajas

1 cucharadita de canela molida

1 cucharadita de jengibre, molido

2 cucharadas de maicena

1 cucharadita de jarabe de arce

Para la cobertura:

1 cucharadita de jarabe de arce

1 cucharada de miel

3 cucharadas de manteca

½ cucharadita de canela molida

2 cucharadas de salsa de manzana

1 cucharadita de extracto de vainilla

1 taza de copos de avena

½ cucharadita de sal

Preparación:

Precalentar el horno a 375°.

Combinar las manzanas, jengibre, maicena, jarabe de arce, miel y canela en un tazón grande. Revolver bien.

Mezclar los ingredientes de la cobertura en un tazón grande. Revolver.

Esparcir la mezcla de manzana en una fuente de hornear grande. Añadir otra capa de cobertura y llevar al horno por 15 minutos. Reducir la temperatura a 350° y continuar horneando hasta que dore.

Información nutricional por porción: Kcal: 145, Proteínas: 1.7g, Carbohidratos: 24.6g, Grasas: 5.2g

41.   Muesli de Almendras

Ingredientes:

1 taza de copos de avena

2 cucharadas de almendras, en trozos

½ taza de dátiles, sin carozo y en trozos

½ cucharadita de canela molida

1 banana grande, en rodajas

½ taza de leche de almendra

5 cucharadas de coco, tostado

Preparación:

Combinar todos los ingredientes excepto las almendras en un tazón de vidrio grande. Sacudir para combinar y refrigerar por 15 minutos. Cubrir con almendras antes de servir.

Información nutricional por porción: Kcal: 559, Proteínas: 10.3g, Carbohidratos: 83.6g, Grasas: 24.5g

42. Rollos de Pavo y Acelga

Ingredientes:

2 libras de filetes de pavo molidos

12 hojas grandes de acelga

1 cebolla mediana, picada

3 cucharadas de albahaca fresca, en trozos

5 dientes de ajo, picados

½ cucharadita de tomillo seco, molido

5 tazas de caldo vegetal

¼ taza de albahaca fresca, picada

1 cucharada de aceite de oliva

1 taza de arroz blanco de grano largo, pre cocido

½ cucharadita de sal

¼ cucharadita de pimienta negra molida

Preparación:

Precalentar el horno a 350°.

Poner la acelga en una olla de agua hirviendo. Cocinar por 20 minutos, hasta que ablande. Lavar bajo agua fría y colar bien. Dejar a un lado.

Precalentar el aceite en una sartén antiadherente grande a fuego medio/alto. Añadir la carne y esparcir sobre la sartén. Cocinar por 10 minutos y agregar 2 tazas de agua. Continuar cocinando hasta que el agua evapore. Remover del fuego y dejar a un lado.

Poner el arroz en una olla y añadir 2 tazas de agua. Cocinar hasta que el agua evapore. Remover del fuego y dejar a un lado.

Combinar las cebollas, ajo y 2 cucharadas de agua en una sartén antiadherente grande a fuego medio/alto. Agregar el tomillo, albahaca, caldo y arroz. Cocinar hasta que hierva y añadir la carne. Tapar y reducir el fuego al mínimo. Cocinar por 20-25 minutos y remover del fuego. Rociar con sal y pimienta.

Esparcir la acelga en una superficie limpia y verter la mezcla de carne y arroz en ellas. Enrollar y asegurar los lados. Poner los rollos en una fuente de hornear profunda y verter agua hasta cubrir. Tapar y llevar al horno por 25 minutos, o hasta que ablande. Remover del fuego y servir caliente.

Información nutricional por porción: Kcal: 225, Proteínas: 26.2g, Carbohidratos: 15.6g, Grasas: 5.7g

43.   Batido de Coco, Frutilla y Banana

Ingredientes:

1 banana grande

1 taza de frutillas congeladas

1 taza de leche de almendra

1 cucharada de polvo de cacao

1 cucharada de miel

1 cucharada de semillas de chía

Preparación:

Combinar todos los ingredientes en una procesadora y pulsar hasta que esté suave. Transferir la mezcla a vasos y refrigerar por 20 minutos antes de servir.

Información nutricional por porción: Kcal: 272, Proteínas: 3.1g, Carbohidratos: 27.6g, Grasas: 20.1g

OTROS TITULOS DE ESTE AUTOR

70 Recetas De Comidas Efectivas Para Prevenir Y Resolver Sus Problemas De Sobrepeso: Queme Calorías Rápido Usando Dietas Apropiadas y Nutrición Inteligente

Por

Joe Correa CSN

48 Recetas De Comidas Para Eliminar El Acné: ¡El Camino Rápido y Natural Para Reparar Sus Problemas de Acné En 10 Días O Menos!

Por

Joe Correa CSN

41 Recetas De Comidas Para Prevenir el Alzheimer: ¡Reduzca El Riesgo de Contraer La Enfermedad de Alzheimer De Forma Natural!

Por

Joe Correa CSN

70 Recetas De Comidas Efectivas Para El Cáncer De Mama: Prevenga Y Combata El Cáncer De Mama Con una Nutrición Inteligente y Alimentos Poderosos

Por

Joe Correa CSN

www.ingramcontent.com/pod-product-compliance
Lightning Source LLC
Chambersburg PA
CBHW030300030426
42336CB00009B/459